Karrieren und Zukunftsaussichten im Leistungssport

FAKTOREN DIE DEN KARRIEREVERLAUF BEEINFLUSSEN

VON ROMAN MATOF

STUDIENARBEIT

UNIVERSITÄT WIEN

ISBN: 1517246423
ISBN-13:978-1517246426

Inhalt

1. Einleitung

Da ich selbst von früher Kindheit an (5. Lebensjahr) als letzter von 4 Brüdern, die alle Sport vereinsmäßig betreiben zum Leistungssport gekommen bin und die mir gesetzten Ziele einer Karriere aus noch zu besprechenden Gründen nicht erreichen konnte, interessiert mich besonders wie andere Sportler Karriere machen und mit der Zukunftsunsicherheit eines Leistungssportlers leben.

2. Problemstellung

Nach Alfred Richartz (Lebenswege von Leistungssportlern 2000, S. 9) ist der zeitgenössische Leistungssport ein Medienspektakel unübertroffener Faszination.

Dadurch will die Allgemeinheit über das Leben der Sportstars informiert werden und hat Hunger auf Erfolgstories. Allerdings zeigen diese "Heldengeschichten" nur einen winzingen Bruchteil des Lebens von Leistungssportlern und sind daher sehr beschränkt für den üblichen Verlauf einer Leistungssportkarriere verwendbar. In vielen Fällen kann leistungssportliches Engagement in eine „ biographische Falle" (Bette/Schimank, 1994, Sportlerkarriere und Doping) führen. Dadurch dass das Leben so sehr an den Sporterfolg konzentriert ist, können schulischer und beruflicher Werdegang leiden. Auch die Persönlichkeitsentwicklung kann nicht nur positiv beeinflusst werden.

Ich möchte zeigen wie Kinder und Jugendliche zum Leistungssport finden, wie eine Sportkarriere entstehen kann, welche Faktoren förderlich oder hinderlich sind und wie die

Angst vor einem Karriereende, das heißt die Sorge und Unsicherheit vor der Zukunft von verschiedenen Sportlern bewältigt werden kann oder konnte.

3. Fragestellung
3.1. Was ist ein Leistungssportler?

Dazu unter Anderen Völp (1990, S. 30) folgende Definition:

„ Leistungssportler sind Athleten, die mit ihrem Training gezielt auf die maximale Ausschöpfung ihres persönlichen sportlichen Leistungspotential hinarbeiten."

Für Kaminski, Mayer und Ruoff (1984, S. 60) sind Leistungssportler Menschen die Sport mit intensiven Training betreiben mit dem Streben nach sportlicher Leistung von höchsten Niveau und dem Ziel, an nationalen und internationalen Wettkämpfen teilzunehmen.

Nach Holman (zitiert in Diplomarbeit von S. Kattinger) ist Leistungssport: *„ der schnellste Weg zum Frührentner".*

3.2. Was ist Hochleistungssport ?

Folgende Definition findet sich in Karriereverlust und Krise von Wippert 2002:

„ Der Bereich des Leistungssports, in dem die gesamte Trainings- und Wettkampftätigkeit, sowie das Lebensregime des Sportlers auf das ummittelbare Erreichen von Welthöchstleistungen in der Auseinandersetzung mit den leistungsfähigsten Sportlern, bzw. Mannschaften der Welt gerichtet ist. Er ist ebenso als Spitzensport zu bezeichnen.

3.3. Wie kommen Kinder zum Leistungsport
3.3.1. Anregung durch Familie

Der Zeitpunkt zu dem Kinder mit einer Sportausübung beginnen ist sehr unterschiedlich. Manche beginnen im Kindergartenalter, einige erst im späten Volksschulalter.

Bei erfolgreichen Leistungssportlern werden in den Medien immer die Kleinbilderfotos von Stars: mit Schiern, mit Ball, mit Tennisracket veröffentlicht.

Dieser Beginn einer Sportausübung hat aber noch überhaupt keinen Aussagekraft über eine mögliche Karriere als Leistungssportler, sondern entsteht immer durch das Interesse der Eltern den eigenen Kindern eine Chance zur Sportausübung zu bieten, ebenso wie viele Eltern den Kindern das Spielen eines Musikinstruments beibringen lassen, ohne zu erwarten, das die Kinder zu Philharmonikern werden.

Trotzdem ist in unserer Gesellschaftsform die Familie in der Liste der Faktoren die Kinder zum Sport bringen die absolute Nummer 1.

In Familien wo die Eltern und mögliche Geschwister dem Sport gegenüber positiv eingestellt sind und auch selbst Sport betreiben, ist es eine Selbstverständlichkeit, dass ein Kind in jungen Jahren Sport ausübt und vor allem selbst ausüben will. Es sieht dadurch schon sehr früh, wie viel Freude es durch Bewegung und das Erproben seiner körperlichen Fähigkeit, sowie das Messen mit anderen im sportlichen, spielerischen Wettkampf erfahren kann.

In ehemaligen totalitären Staaten (z.B. der DDR) war das Hinführen der Kinder zum Sport perfekt durchorganisiert. Schon in den Kindertagsstätten wurden Wettkämpfe organisiert und die

Talente in Leistungsgruppen eingeteilt, um schon im Kindergartenalter mögliche spätere Spitzensportler auszufiltern und so früh wie möglich zu fördern.

Die Eltern hatten kaum die Möglichkeit der Mitsprache und waren außerdem meistens darüber erfreut, dass gerade ihr Kind die Chance auf ein Leben als Spitzensportler erhält. (aus Gesprächen mit Sporteltern im ehemaligen Ostberlin 1998 anläßlich eines Fußballturniers).

Ebenso verlief die Hinführung der Kinder zum Sport im ehemaligen Jugoslawien. Der Staat bot den Kindern die Chance durch Sport eine mögliche Karriere mit verbesserter Lebensqualität zu erhalten.

3.3.2. Anregung durch Schule

Auch wenn augenblicklich im Schulunterricht eine Verringerung der Sportstunden stattfindet, werden immer wieder Kinder deren Eltern nicht Sport interessiert sind und die ihrem Nachwuchs keine Sportausübung ermöglichen, durch engagierte Lehrer zum Sport gebracht. Diese Lehrer sind oft in ihrer Freizeit selbst sportlich aktiv und oft als Trainer im Nachwuchsbereich bei verschiedensten Sportarten tätig. Sie können anstelle der Familie den Kindern die Freude an Sportausübung vermitteln und setzten sich oft mit großen Engagement in ihrer Freizeit für die Kinder von sportdesinteressierten Eltern ein.

3.3.3. Anregung durch Medien

In Zeiten wo Großereignisse des Sports stattfinden, zieht es viele Kinder und Jugendliche zum Sport.

Da wir seit geraumer Zeit von den Medien nicht nur informiert sondern auch dauerbeeinflusst werden und Kinder besonders empfänglich für Heldengeschichten sind (eigene Erinnerung und Beobachtung) bieten Olympische Spiele, Welt- oder Europameisterschaften die große Anregung für viele Kinder, es doch selbst einmal zu versuchen und sportlich aktiv zu werden.

Oft folgt die Enttäuschung für die kleinen „Sporthelden" sehr rasch, wenn sie erkennen, dass ohne großen Trainingsaufwand, der nicht nur Spaß sondern immer auch Mühsal verursacht, keine Leistung erbracht werden kann.

3.4. Wie können Karrieren im Leistungssport entstehen ?

Wenn es aber Nachwuchsbetreuer verstehen diese Kinder zu Trainingseifer zu motivieren, kann auch der Zugang zum Sport über die Medien zu einer erfolgreichen Karriere führen.

Nachdem ich versucht habe zu zeigen welche Auslöser nötig sind den sogenannten ersten Schritt zu einer Sportausübung bei Kindern zu ermöglichen, werden ich in diesem Kapitel die Vielzahl an Faktoren auflisten, die aus sportausübenden Kindern, jugendliche Leistungssportler hervorbringen.

3.4.1. Die Wahl der Sportart

Bei der Wahl der Sportart ist wie fast zu erwarten die Familiengeschichte des Kindes entscheidend. Wenn in der Familie seit Generationen Eishockey gespielt wurde (z.B. Familie Harand) werden die Kinder meisten diesen Sport beginnen.

Bei Familie Weirather, Stiegler oder Neureither werden die Kinder einen besseren Zugang zum alpinen Skisport haben und auch mehr Interesse daran zeigen dort Leistungssportler zu werden.

Neuerste Erfolgsgeschichte ist Mario Innauer, den sein ererbtes Talent sicherlich mit großem Ehrgeiz zu einer großen Karriere führen wird.

Diese Liste lässt sich beliebig fortsetzen, wobei natürlich im alpinen und nordischen Skisport nicht nur das ererbte Talent sondern auch die ausgezeichneten schulischen und sportlichen Möglichkeiten, die weltweite Vorzeigemodelle sind, die Sportler zu Weltklasseathleten in ihren Sportarten werden lassen.

3.4.2. Das Geschlecht der Sportler

Eine große Weichenstellung ob Kinder Leistungssportler werden wollen ist auch durch das Geschlecht der Kinder oder Jugendlichen gegeben. Rein geschichtlich gesehen (Olympische Spiele) oder gesellschaftspolitisch (spätes Wahlrecht), wurden Frauen vom öffentlichen leben an den Herd gedrängt und daher vom Vergnügen der Sportausübung verdrängt.

Wippert (Karriereverlust und Krise, 2002) beschreibt, dass bis in die 50er Jahren im IOC diskutiert wurde, ob Frauen von den Olympischen Spielen ausgeschlossen werden sollen. Erst in den 70er Jahren werden Frauen in das Sportsystem einbezogen.

Die klassischen Stereotypen zwischen Mann und –Frau :

Mann:

- Aggressiv
- Kräftig
- Kühn
- Dominant

Frau:

- Furchtsam
- Schwach
- Gefühlvoll
- Abhängig

(Williams, Best 1990)

Diese klassischen Stereotypen haben lange Zeit dazu beigetragen die sportfeindliche Position von Frauen in der Öffentlichkeit zu festigen.

Die männliche Hierarchieordnung wäre sonst durch eine Verschiebung der Eigenschaften ins Wanken gekommen.

Das Bildungssystem hat auch durch Jahrhunderte nicht dazu beigetragen eine Motivation für Mädchen zur Sportausübung zu bieten.

Es ist leider noch immer so und Untersuchungen bestätigen dass in den Schulen geschlechtstypische bewegungs- und sportbezogene Bedingungen vorliegen.(Wippert, Karriereverlust und Krise 2002)

In Ländern in denen Frauen selbstbewusst erzogen werden, wie in den skandinavischen Ländern, in den USA oder ehemaligen Ostblock hat der Frauensport einen viel größeren Stellenwert als bei uns. Auch Sportarten wie Fußball oder Basketball die bei uns nur Randerscheinungen im Frauensport sind, werden in diesen Ländern auf einem hohen Niveau gespielt.

(Wippet, 2002) In Deutschland sehen sich laut einer Umfrage des WDR- Sportmagazins 80% der Fernsehzuschauer Frauensport in ersten Linie wegen der erotischen Ausstrahlung an und nur die restlichen 20% wegen der sportlichen Leistung. Da muß in unserem Kulturraum sicherlich noch viel getan werden, um Chancengleichheit beim Leistungssport zu erreichen .

3.4.3. Die Motivation durch die Familie

Wenn Kinder und Jugendliche sich dem Leistungssport zuwenden ist natürlich die Familie ein wichtiger Schutzfaktor im positiven Sinn und ebenso für die Abpufferung negativer Effekte der Doppelbelastung des Sportlers (Brettschneider/Heim, Heranwachsende im Hochleistungssport, 2001).

Die Familie ist zu Beginn einer Sportkarriere ein großer Motivator und auch für die zeitliche Bewältigung des Alltags (Transport zum Trainingsplatz, zur Schule oder zu Wettkämpfen) der wichtigste Faktor. Zeit ist für Leistungssportler Mangelware, denn neben der schulischen Ausbildung ist noch ein zeitaufwändiges Training mit entsprechenden Fahrzeiten dazuzuzählen, sodaß diese Jugendlichen insgesamt auf eine 50-60 Stundenwochen kommen. Fakt ist, dass diese jungen Menschen so gut wie keine freie Zeit für sich selbst haben, auch wenn ihre Familie den Alltag dem Leistungssportler anpasst, um ihnen ein bisschen Freizeit zu ermöglichen. Laut einer Studie von Brettschneider/Klimek (1998, 127ff) ist aber belegt, dass junge Leistungssportler mit diese kargen Freizeit ausgesprochen ökonomisch und sinnvoll umgehen.

Wie schon erwähnt ist aber auch die Loyalität und seelische Unterstützung der Eltern bei heranwachsenden Leistungssportlern der Faktor, der sich am nachhaltigsten auf die Entwicklung und Stabilität einer Leistungssportkarriere auswirkt und darüber hinaus auf den nachsportlichen Werdegang.

Entscheidend ist auch die Beziehungslage zwischen Eltern und ihren sporttreibenden Kindern wenn die Erwartung der Eltern hinsichtlich der Erfolge im Leistungssport ihrer Kinder realistisch und ausgeglichen sind.(Richartz/Brettschneider 1996 86ff).

Dadurch können auch Erwartungsenttäuschungen des Sportlers und seiner Familie abgepuffert werden. Für die Mehrzahl der jungen Sportler sind die Eltern die wichtigste Bezugsperson bei Fragen des Sports und zur Lebensplanung allgemein.

3.4.4. Motivation durch Schule

Die schulischen Ausbildungsmöglichkeiten für Leistungssportler haben sich in den letzten Jahren auch bei uns in Österreich verbessert. Es wird ein breiteres Spektrum an Schularten angeboten, bei Fußballakademien kann man von HASCH, HAK, Computerschulen bis zu Gymnasien wählen.

Die alpin- und nordischen Skifahrer waren da mit ihren Sporthaupt- und Mittelschulen sicherlich die Vorreiter in Österreich.

Trotz dieser Möglichkeiten ist die Ausbildung, die von Jugendlichen natürlich volle Konzentration und Einsatz verlangt und die Weiterentwicklung in sportlicher Hinsicht eine Gratwanderung, da sich die Sportler dabei noch in der Zeit der Pubertät und des Erwachsenwerdens die sicher eine der schwierigsten Entwicklungszeiten ist, befinden.

Dabei ist natürlich der Freundeskreis von entscheidender Bedeutung. Meistens, wenn die Jugendlichen Mannschaftssportarten betreiben oder in Trainingsgruppen arbeiten, bilden die Mannschaftskollegen das soziale Netzwerk.

Aber diese Kollegen sind nicht nur Menschen des Vertrauens und Unterstützung, in diesen Gruppen kann es auch zu Konflikten aus Konkurrenzgründen kommen.

(Richartz/Brettschneider 1996, 152f)

Im Sozialbereich des Leistungssportlers nimmt naturgemäß der Trainer einen sehr großen Platz ein. Er ist für die sportliche Entwicklung der ihm anvertrauten Sportler (natürlich eingebunden in einen Verein oder Verband) der zuständige Mensch.

Leider (vgl. Brettschneider/Klimak 1998, 92ff.) vermissen viele Sportler bei den Trainern Rücksichtnahme auf schulische Belange und Freizeitbedürfnisse. Der fachlichen Kompetenz steht oft eine mangelnde pädagogische Kompetenz gegenüber.

Vermutlich liegt das (zumindestens meiner Erfahrung nach) auch daran, dass Vereine im Nachwuchsbereich sehr oft schlecht bezahlte und mangelhaft ausgebildete Trainer einsetzen.

Aber gerade im Nachwuchsbereich liegt eine für die ganze Sportentwicklung große Möglichkeit der Verbesserung der Leistungen. Solange die Trainer nicht pädagogisch und psychologisch (neben ihrer sportlichen Kompetenz) geschult werden, bleibt eine große Ressource ungenützt (Brettschneider, Sportpädagogik 1998)

3.4.5. Karriereschub durch Medien

Die Medien tragen einen Großteil dazu bei , das Publikumsinteresse an Leistungssport zu fördern. Durch die Sportberichterstattung werden Nichtsportler und Hobbysportler darüber informiert, zu welchen sportlichen Leistungen Menschen fähig sind. In den Medien entfällt zwar bei den Sportseiten 70-80% auf Fußball (zumindest in der Bild-Zeitung) und auch der Männersport füllt zu 90% die Sportberichte, dennoch ist es wichtig in der Öffentlichkeit präsent zu sein. Im Fernsehen werden Sportereignisse spannend und teilweise informativ gebracht und auch die Industrie nützt den Sport als effektiven Werbesektor.

Denn auch die größten sportlichen Leistungen müssen heute vermarktet werden, da der Geldaufwand immer größer wird. Die Vereine brauchen einen großen Apparat an sportlichen Verantwortlichen, daneben sollte eine medizinische Abteilung vorhanden sein und Nachwuchsbetreuung in eigenen Schulen. Daher sind Sponsoren unverzichtbar um Hochleistungssport auszuüben.

4. Welche Faktoren beeinflussen ein Karriereende
4.1. Pubertät

Im Laufe der Pubertät verändern sich die Körper durch Wachstum und hormonelle Umstellungen. Dadurch kann auch die Seele aus dem Gleichgewicht kommen. Das heißt, jugendliche Sportler und Sportlerinnen sind in dieser schwierigen Zeit des Erwachsenenwerdens besonders gefährdet aus der Bahn geworfen zu werden. Sie haben im Vergleich zu anderen Gleichaltrigen eine Doppelbelastung von Schulausbildung und Training und Wettkämpfen auszuhalten und neben Erfolgen auch Misserfolge zu verarbeiten.

Oft fällt diese Altersstufe auch mit der Abnabelung vom Elternhaus zusammen, sodaß die tröstende Hilfestellung von Eltern nicht mehr so gewünscht wird, wie es bei Kindern noch der Fall war. Das heißt dieses birgt eine große Gefahr zu einem Karriereende in sich.

Es kommt durch Wachstumsschübe zu veränderten Proportionen des Körpers, plötzlich sind bei Buben die Arme und Beine zu lang und aus Mädchen werden Frauen.

Dadurch ist bei sportlichen Übungen das kindliche Selbstverständnis verschwunden, es kommen die ersten Selbstzweifel an einer Karriere im Sport, vor allem bei Misserfolgen. Auch die Verletzungsanfälligkeit steigt. Es kann ein Teufelskreis von dem Versuch die eigene Leistung erzwingen zu wollen und dem Ignorieren von einem momentanen körperlichen Tief entstehen, bei dem auch die seelische Verunsicherung zu einer großen Belastung wird.

Viele Jungendliche fühlen sich in diesem Alter den Ansprüchen einer sportlichen Karriere nicht mehr gewachsen und geben oft vorschnell auf wenn nicht einfühlsame Trainer und ihre Familie ein Auffangnetz bieten und über diese schwierige Zeit hinweghelfen.

4.2. Interesse an Partnerschaft, Familiengründung

In der von Georg Anders und Elisabeth Braunlaufer zusammengestellten Dokumentation im Rahmen des Workshops (1997): „ Karrieren von Mädchen und Frauen im Leistungssport" wird nicht nur die Frage gestellt welche Kriterien für die sportliche Karrieren von Mädchen und Frauen relevant sind, das heißt wie sich in verschiedenen Sportarten Karrieren von Mädchen und Frauen entwickeln können. Es werden in zweiten Teil des Workshops ebenso die hemmenden Umfeldbedingungen im Hochleistungssport besprochen sowie auch über Beratung und Betreuung von Spitzensportlern während und nach ihrer Karriere gesprochen.

In einen Statement von Gaby Busmann(Seite 85, Funktion als Laufbahnberaterin, Ex- Leichtathletin, Diplom-Psychologin) schreibt sie, dass hinsichtlich von Partnerbeziehungen bei Athleten und Athletinnen leicht widersprüchliche Ergebnisse von Untersuchungen vorliegen. Es fällt anscheinend auch unter die schon genannten Stereotypen der Geschlechterbeurteilung, dass man annimmt, dass Mädchen eher ihre sportliche Karriere wegen einer Liebes-bzw. Partnerbeziehung abbrechen als Burschen.

Die Autorin konnte in ihren Untersuchungen von deutschen Top-Level- Athletinnen keinen Einfluß von Partnerbeziehungen auf ein mögliches Karriereende feststellen. Die Frage stellt sich höchstens, ob es für Männer eventuell leichter ist, eine unterstützende Partnerin zu finden, die ihre Karriere unterstützt.

In einem Statement von Heidrun Klenke (Karriere von Mädchen und Frauen im Leistungssport, S. 70) beschreibt sie die Probleme der Partnerschaft bei Athletinnen ebenso, das heißt ihrer Erfahrung nach gibt es kaum geschlechtsspezifische Unterschiede.

Nur ist es eine Tatsache schreibt Frau Klenke, dass oft bei talentierten aber noch nicht gefertigten Spielerinnen der Wunsch des Freundes nach Beendigung einer Karriere, wenn die Athletin gerade selbst Probleme mit ihrer sportlichen Entwicklung hat, als häufiger Grund zum Ausstieg aus einer sportlichen Karriere angeführt wird.

Die Psychologin Gaby Bußmann schreibt auf Seite 86 ebendieser Sammlung von Arbeiten, dass Leistungssportlerinnen wie eine Familie gegründet haben, das heißt die ein Kind geboren haben fast immer mit der Schwangerschaft nicht nur eine Unterbrechung ihrer Karriere sondern in den meisten Fällen das Aus ihrer Karriere einplanen. Dadurch steht Mädchen und Frauen naturgemäß ein kürzerer Zeitraum zur Karriere zur Verfügung , da die Familiegründung meistens das Ende einer Leistungssportkarriere von Frauen bedeutet. Vor allem liegt das aber an der Mehrfachbelastung von Sportkarriere und Mutterpflichten, da es kaum Kinderbetreuungseinrichtungen für Sportlerinnen mit einem sehr wechselhaften Zweitplan mit Training und Wettkämpfen gibt.

4.3. Schwere Verletzungen

Schwere Verletzungen sind selbstverständlich einer der Hauptgründe für das Beenden einer Leistungskarriere. Obwohl viele Athleten während ihrer Karriere Verletzungen erleiden und fast immer eine medizinische Betreuung benötigen, erreicht jeder Sportler den Punkt, wo ihm die Gesundheit für sein weiteres Leben wichtiger ist, als die Karriere als Leistungssportler. Ein Athlet der Hochleistungssport betreibt ist einem Ausnahmezustand, der nach einiger Zeit nicht mehr aufrechtzuerhalten ist. Dadurch häufen sich Verletzungen, die Rehabilitation dauert immer länger und der selbstauferlegte Leistungsdruck lässt sich nicht mehr bewältigen. Das ist dann meistens der Zeitpunkt für ein Karriereende.

4.4. Mobbing

Ein besonders schmerzhaftes Ende einer Leistungssportausübung kann durch Mobbing der verschiedensten Bezugspersonen des Athleten betrieben werden.

Da es vor allem bei Mannschaftssportarten viele verschiedene Interessen von vielen Spieler gibt kann zuallererst durch Kleingruppenbildung, auch durch Ausschluß eines Sportlers oder an den Gruppenranddrängens eines Sportkollegen ein Karriereende durch eigene Mannschaftskollegen hervorgerufen werden. Wenn möglicherweise der Trainer mit seiner

sportlichen Arbeit überlastet ist, sodaß er nicht die mentale Krise eines oder mehrerer Sportler erkennen kann oder will und vielleicht die ganze Mannschaft in einer Krise steckt, dann ist oftmals ein empfindsamer Sportler, der sich von Kollegen gemobbt fühlt, bereit, seine Karriere zu beenden.

Die erste Bezugsperson bei Leistungssportlern ist natürlich der Trainer. Bei Mannschaftssportarten ist ein oftmaliger Trainerwechsel die Regel, bei Einzelsportarten begleitet ein Trainer oftmals einen Athleten durch seine Sportkarriere. Aber auch dabei können durch ‚Konflikte, die meistens nach Misserfolgen auftreten, Trainerwechsel stattfinden.

Brettscheider/Heim beschreiben in ihrer Arbeit über Heranwachsende im Hochleistungssport (2001), dass viele Dropouts sehr darunter gelitten haben, von ihren Trainern in der schwierigen Zeit der Karrierebeendigung keine Anteilnahme bekommen zu haben.

Das beschämende Ergebnis lautet sogar für ehemalige Spitzensportler sogar, dass ihnen von den Trainern nicht einmal ein Programm zum Abtrainieren gegeben wurde. Die Athleten wurden „fallengelassen wie eine heiße Kartoffel". Auch die Gesprächsbasis mit dem Trainer war nicht vorhanden.

Ebenso ist es mit Auswahlsportler, die z.B. nach Verletzungen noch nicht die volle Leistung bringen können. Selten bekommen sie von Sportverbänden die Geduld, um ihre Form wieder aufbauen zu können, sie fallen daher aus den Leistungskadern,verlieren oft ihre finanzielle Basis der Sporthilfe oder werden von Sponsoren fallengelassen. Für diese Sportler bleibt meist nur das sportliche Karriereende um einen Beruf zum Broterwerb abseits des Sportes zu ergreifen.

4.5. Reiferes Alter

Diese Art des Karriereendes, das heißt, wenn sich Athleten aus eigener Entscheidung von der Sportausübung zurückziehen, ist eine freiwillige Beendigung ihrer Karriere und die am wenigsten schmerzhafte. Diese Athleten haben ihrer Meinung nach den persönlichen Leistungszenit überschritten und wollen meistens aufgrund ihres reiferen Alters einen neuen Lebensmittelpunkt suchen. Sie haben es selbst in der Hand ihre Karriere zu beenden, das heißt sie gehen den Schritt aus der Sportkarriere selbstbestimmt. Diese Athleten erfahren nicht denselben Leidensdruck wie Sportler die fremdbestimmt ihre Karriere beenden mussten. Obwohl auch diese Sportler (Zurückgetretene) ihre Karriereende im Sinn einer erwarteten vorübergehenden Arbeitslosigkeit erleiden, den Entzug materieller und sozialer Ressourcen, Selbstbestätigung und Statusverlust hinnehmen müssen (Strehmel ,Ulich 1995).

5. Womit kann man der Zukunftsunsicherheit von Leistungssportlern begegnen, welche Perspektiven gibt es für die Zeit danach

Fast alle Leistungssportler empfinden ihr Karriereende als seelisches Trauma. Sie fühlen sich weggeworfen, unwert und unnütz (Wippert,2002 Karriereverlust und Krise, S. 69).

Manche müssen erkenne, dass es nicht schnell geht eine neue Rolle in der Gesellschaft zu finden und kein Ausruhen auf Privilegien möglich ist.

Die Athleten haben während ihrer Karriere durch sportliche Leistungen ein sinngebendes Moment ihrer Persönlichkeitsentwicklung erlebt, sie haben sich selbst als nützlich und wertvoll erfahren (Wippert, S 68).

Nach dem Karriereende macht sich nun Verwirrung breit. Auf einmal steht die Lebenszeit zur freien Verfügung. Was während der Karriere manchmal ein Wunschtraum war, seine Zeit nach eigenem Gutdünken verwenden, ist jetzt im Übermaß gegeben. Es ist eine große Schwierigkeit einen neuen Tagesablauf zu finden und sich selbst zu entscheiden, wie die künftige Lebensphase gestaltet werden soll.(Saup, Mayring 1995).

Dazu muß festgestellt werden, dass das gleiche Lebensereignis bei verschiedensten Athleten zu verschiedenen Beeinträchtigungen führen können. Nicht das objektive Ausmaß ist entscheidend, sondern wie die Betroffenen das Karriereende subjektiv schwerwiegend empfinden, das heißt, ob und wie sich die Ex-Athleten in ihrer Würde und ihrem Selbstwerterleben gedemütigt fühlen (Wippert, 2002).

Wie bereits in der Einleitung zu diesem Kapitel erwähnt, gibt es einige Musterbeispiele einer sportlichen Karriere.

Über dieses Thema ist etwa in der Wochenzeitung Economy vom 2. Juni 2006 (S. 1) in dem Artikel über „Ratlose Profisportler" folgendes zu lesen: „Ein Goldfisch wie Markus Rogan, Superstars wie die Schifahrer Hermann Maier oder Stefan Eberharter oder ein Fußballspieler wie Andreas Ivanschitz werden am Ende ihrer Karriere kaum Schwierigkeiten haben, sanft zu landen. Sie haben dank gut dotierter Verträge während ihrer Profikarriere sowie mit Werbeverträgen, die mit Mio. von Euro dotiert sind, schon längst über das Ende der Karriere hinaus ausgesorgt."

Dass ein finanziell sorgenfreies Leben nicht auf alle Sportlerinnen und Sportler nach Beendigung ihrer aktiven Karriere wartet, war auch bei unserem Interview mit Patrick Jovanovic, auf das später eingegangen wird, leicht zu erkennen.

„Wenn nur zehn Prozent aller österreichischen Spitzensportler gut leben können, sind das schon viele", so Anton Schutti, Präsident der österreichischen Sporthilfe in der Zeitung Economy (2006, S.1).

Abgesehen vom finanziellen Gesichtspunkt, gilt es noch beim Karriereende den emotionalen zu diskutieren.

Von verschiedenen Autoren wird in diesem Zusammenhang sogar von einer Pensionierung und darüber hinaus von einem Trauma oder Schockerlebnis gesprochen.

Die Wochenzeitung Economy (2006, S. 1) erwähnt an dieser Stelle, „Besonders hart trifft es die großen Stars. Denn sie sind plötzlich weg aus dem Rampenlicht und auch von der Bildfläche verschwunden. Dies gilt auch für die sozialen Kontakte, denn mit dem Ende der Profilaufbahn wird der Sportler auch aus seinen bisherigen Netzwerken herausgerissen."

Dazu ist im selben Artikel auch ein Zitat des Ex-Marathonläufers Michael Buchleitner zu lesen: „ Spätestens ein Jahr nach der Karriere kennt dich niemand mehr. Vieles, was versprochen wurde, wird nicht mehr gehalten."

Tatsächlich wird von erheblichen psychischen Schäden von durchschnittlich 15% der befragten Athletinnen und Athleten berichtet. Diese Untersuchung zeigt, dass nur eine Minderheit der Athletinnen und Athleten schwerwiegend unter der Beendigung der Karriere leiden. Die meisten Sportler und Sportlerinnen kommen ganz gut damit zu Recht. Weiters wird an dieser Stelle von Bewältigungsressourcen und Bewältigungsmechanismen gesprochen, die den Übergang zu einem Leben nach dem Leistungssport erleichtern und von person-, umwelt- und situationsspezifischen Faktoren abhängen. Außerdem wird erwähnt, dass jene Athletinnen und Athleten, die bereits während ihrer aktiven Karriere sich auch um ein zweites Standbein in Form einer außersportlichen Karriere kümmerten, das Karriereende besser bewältigen konnten. Als wichtigen Aspekt wird von den beiden Autoren das soziale Umfeld erwähnt, wobei hier die Eltern und die Lebenspartner an erster Stelle zu nennen sind (Alfermann ,Gross, 1998, S. 45).

In der Studie von Sinclair und Orlick (1994, S. 48) wurden 199 ehemalige kanadische Hochleistungssportler untersucht. Bei dieser Studie handelte es sich um Bewältigungsstrategien während der Rücktrittsphase, wobei folgende Maßnahmen, als am hilfreichsten genannt wurden:

- Einen neuen Interessenschwerpunkt finden.
- Beschäftigt bleiben.
- Trainieren.

Als am wenigsten hilfreich wurden folgende Maßnahmen von den Sportlern genannt:

- Trinken von Alkohol/Drogenkonsum.
- Ignorieren von eigenen Problemen.
- Finanzielle Probleme

6. Nachsportliche Karriereverläufe

Hackfort, Emrich und Papathanassiou (1997, S.158), die eine Untersuchung zu berufsbezogenen Karrieren ehemaliger Spitzensportler durchgeführt haben und zu dem Ergebnis gekommen sind, dass Leistungssportler einer Berufung nachgehen, die jedoch sehr kurzlebig ist und meist keinen Ersatz für die Berufsrolle bietet. Die Sportler sind daher gezwungen neben ihrer sportlichen Laufbahn die berufliche Entwicklung nicht völlig zu vernachlässigen. Folgende auffällige Aspekte der individuellen Verlaufsformen in der beruflichen Entwicklung werden genannt:

- Die Übergänge zwischen einzelnen Stationen der Karriere erweisen sich als individuell bestimmt. Transitionen sind somit in vielen Fällen durch Zufälle und „glückliche" bzw. „unglückliche" Konstellationen geprägt. Standardisierte Karriereverläufe im Sinne sozial vorgeformter Verlaufsmuster waren somit eher die Ausnahme. Daneben hängt der Verlauf der Karrieren vom Ausmaß der Fixierung des Athleten auf die Ziele und Werte des Sportsystems ab, wobei eine starke Fixierung manche Athleten in eine „Sackgasse" führte.
- Der Rückgriff auf systemimmanente und teilweise in festen Positionen verankerte Hilfen zur Bewältigung von karrierespezifischen Übergängen und kritischen

26

Ereignissen erwies sich insoweit als zufallsabhängig, als das Angebot nicht systematisch, dauerhaft und zweckmäßig organisiert mit verlässlicher Qualität zur Verfügung stand. Im Gegenteil zeigten sich sogar „biographische Fallen", die aus informellen Vermittlungsleistungen und –angeboten erwuchsen.

- Kontakte mit formal organisierten sportinternen Beratungsinstanzen, die bei der Versöhnung sportlicher und beruflicher Karrieren helfen, gab es im Falle der Interviewten nicht.

Um diesen Übergang zwischen der aktiven Sportkarriere und dem Berufsleben danach zu erleichtern, werden bereits verschiedene Einrichtungen organisiert.

Dazu war in der Zeitung Economy (2006, S. 2) zu lesen, dass die Sporthilfe und das Arbeitsmarktservice eine Kooperation eingegangen sind, um die Vermittlung der Sportler und Sportlerinnen zu verbessern und eine rasche Integration der ehemaligen Spitzensportler und Spitzensportlerinnen zu gewährleisten. Weites wurde geschrieben: „Seit über einem Jahr läuft das Gemeinschaftsprojekt Sporthilfe-Akademie zur Förderung der Weiterbildung von Hochleistungssportlern, getragen wird es vom Wifi Österreich und der Sporthilfe. Derzeit werden 100 Sportler betreut, sie werden während ihrer sportlichen Laufbahn mit maßgeschneiderter Aus- und Weiterbildung auf das Berufsleben nach dem aktiven Sport vorbereitet. 47 Sportler machen schon Weiterbildungskurse, die große Mehrheit in sportnahen Bereichen, wie Sportmanagement, Physiotherapie, daneben aber besonders auch Einzelhandel".

Ein großes Auffangnetz für Sportler während und nach ihrer Karriere stellt die HSNS dar. Sie versucht bereits bei aktiven Sportlern die sozialen Probleme im Hochleistungssport zu mildern (Diplomarbeit von Gerhard Brüggler 1992, Spitzensport und dann, S.82), wobei es sich sehr schwierig gestaltet einen aktiven Sportler, der z.B. auf einen Olympiasieg hinarbeitet die Problematik für die Zeit danach ins Bewusstsein zu bringen. Erst wenn die Qualifikation verloren ist, überlegen sich die Athleten, wie sie ihren beruflichen Weg abseits des sportlichen Weges gehen sollen.

Dabei und zwar schon während der Sportausübung im Nachwuchsbereich wäre eine Karriereplanung mit Hilfe von Laufbahnberatung sehr hilfreich.

In Deutschland werden als Zielgruppe Athleten aus dem Bundeskader, oder auf dem Sprung dorthin, sowie Athleten die ihre Karriere beenden wollen, oder gerade beendet haben, beraten und zwar von Laufbahnbetreuern. Diese Laufbahnbetreuung (hier im Falle von OSP Westfalen7Dortmund von Gaby Bußmann, 1998) wird von den Athleten gern angenommen.

Nach Anredung von Frau Bußmann wäre es sehr wünschenswert, wenn es noch Erleichterungen für Leistungssportler bei den Regelstudienzeiten geben würde, oder einfach eine Erleichterung des Studiums um den zeitlichen Nachteil einer Leistungssportlers in seiner Lebensplanung etwas auszugleichen.

Gerhard Brüggler regt in seiner Diplomarbeit (1992) noch an, dass die Zusammenarbeit von HSNS, BSO, ÖOC und Sporthilfe verbessert werden soll. Seiner Meinung nach wäre es ideal, wenn man eine Dachorganisation „Leistungssport" installieren würde, die als Koordinationsstelle für Probleme von Leistungssportlern während und auch nach ihrer Karriere dienen sollte.

6.1. Fallbeispiele

Ich möchte nun im Anhang 3 Beispiele von Karrieren im Leistungssport bringen, die alle im Fußball stattgefunden und einen verschiedenen Verlauf genommen haben.

Als erstes Fallbeispiel möchte ich über die sportliche Karriere von Iko Sormaz berichten.

6.1.1. Karriere von Iko Sormaz

Seine Karriere hat er mir in einem langen Gespräch erzählt.

Er stammt aus einem kleinem Dorf in der Nähe von Osjek, damals noch Jugoslawien. Als Ältester von 4 Brüdern begann er in einer Nachwuchsmannschaft in seinem Dorf. Da er sehr groß gewachsen war, spielte er immer bei den Älteren mit. Erst mit 16 Jahren wurde er von Scouts des Vereins Osjek entdeckt und zuerst in einem dortigen Nachwuchsteam eingesetzt. Er lebte ab nun in einem Sportinternat und bekam eine Ausbildung in einer Handelsakademie, die er mit 19 Jahren mit der Matura abschloß. Finanziert wurde sein Internat- und Schulbesuch von staatlichen Stellen, die ihm auch ein kleines Gehalt zahlten. Mit 19 Jahren spielte er in der Kampfmannschaft von Osjek, in der obersten jugoslawischen Liga. Mit 24 Jahren nahm er ein Angebot von einem österreichischen Verein, Flavia Solva, damals zweite österreichische Liga als Profispieler an. Nach erfolgreichen Jahren wechselte er nach Wien zur Vienna, die damals in der höchsten Spielklasse war. Wechselnde Trainer, wechselnder Erfolg und viele Verletzungen waren der Grund, dass sich seine Karriere nicht geradlinig entwickelte, sondern in unteren Ligen ihre Fortsetzung fand. In Wien war der FavAC, dann Eisenstadt seine Wirkungsstätte.

Er hatte während seiner Profizeit um seine Gagen ein Haus in seiner Heimat Osjek gekauft, das aber leider durch die Kriegshandlungen zwischen Jugoslawien und mittlerweile Kroatien schwer beschädigt wurde.

Durch seine Profitätigkeit hat er nie einen Beruf ausgeübt. Seine Frau hat nach dem Ende seiner Karriere begonnen als Nachmittagsbetreuerin in einer Volkschule für das Familieneinkommen zu sorgen. Er versorgte den Haushalt und die zwei Kinder und begann im Nachwuchsbereich der Vienna als Trainer zu arbeiten. Danach fing er die österreichische Fußballtrainerausbildung an. Er schloß sie erfolgreich ab.

Es gelang ihm Untersiebenbrunn zum Meistertitel zu führen. Auch die Rapid Amateure wurden unter seiner Führung nur knapp Tabellenzweite. Dann folgte er einem Ruf der Vienna. Leider scheiterte er in der Relegation und musste in die Regionalliga. Nun folgten schwere Zeiten. Bis ihm wieder Untersiebenbrunn als Trainer rief und er den Klassenerhalt schaffte. Dennoch musste der Verein absteigen (aus finanziellen Gründen). Und er war wieder sein Traineramt los. Inzwischen hat sich seine Familie ein Schuhgeschäft im 9. Bezirk zugelegt, um in Zeiten seiner Arbeitslosigkeit eine Erwerbsquelle zu haben. Aber im Augenblick hat Herr Sormaz wieder einem Job als Trainer von Eisenstadt.

Herr Sormaz kann sich ein Leben ohne Fußball nicht vorstellen. Obwohl er viele Tiefpunkte bei seiner Fußballkarriere erlitten hat hängt sein ganzes Leben am Fußballspiel.

Iko Sormaz sieht ohne Verbitterung auf seine wechselhafte Fußballkarriere zurück und würde in großen Zügen sein Leben wieder dem Leistungssport widmen. Im Gespräch klingt er nur immer wieder an, dass er ohne die mentale und finanzielle Unterstützung seiner Frau die vereinslosen Zeiten nicht oder nur schwer überstehen hätte können .

Eine Laufbahnberatung mit einer Trainerausbildung wäre in Zeiten seiner Verletzungen und Arbeitslosigkeit (so bezeichnet er die Zeit zwischen dem Einsatz bei verschiedenen Vereinen) eine große Hilfe gewesen

6.1.2. Karriere- und Nachkarriereverlauf am Beispiel Patrick Jovanovic

Patrik Jovanovic war Profifußballer von 1992-2005 bei diversen Vereinen in der österreichischen Bundesliga. Im Jahre 1980 begann er mit sieben Jahren bei FAVAC Fußball zu spielen. 1985 wechselte er im Alter von 12 Jahren in den Rapidnachwuchs. Dort durchlief er alle Nachwuchsstation und spielte unter anderem im U-21 Nationalteam und stieß 1992 in den Profikader von Rapid. Seinen Höhenpunkt erreichte er in den Jahren 1995-1998, wo er mit Rapid den Meistertitel und den Cupsieg und bis ins Europacup-Finale kam.

Seine letzte Profistation absolvierte er beim FC Kärnten, leider nicht sehr erfolgreich, da er den Abstieg in der Saison 2004/2005 nicht verhindern konnte. Dadurch, dass der FC Kärnten sich nun nur noch in der zweit höchsten Spielklasse befand, bekam er einen schlecht dotierten Vertrag vorgelegt, den er nicht akzeptierte. Daraufhin begab er sich auf Vereinssuche.

Er erhoffte sich ein Engagement bei einem Verein in Ost-Österreich, da er sich in Vösendorf niedergelassen hatte. Da er bei dieser Suche erfolglos blieb, entschied er sich kurzerhand seine Karriere als Fußballprofi zu beenden.

Im Verlauf seiner sportlichen Karriere hatte er sich gänzlich nur auf den Fußball konzentriert und wenige Gedanken über seinen Nachkarrierenverlauf gemacht. Im Nachhinein bereute er es ein wenig, dass er sich erst nach Beendigung seiner sportlichen Karriere mit diesem wichtigen Thema befasst hat. Nach der kurzfristigen Entscheidung die Karriere zu beenden, stand er auf einmal ohne Job da, was ihn psychisch sehr belastete. Die einzige Ausbildung die er in der Hand hatte, war die Trainerlizenz für Nachwuchsmannschaften. Da er während seiner sportlichen Laufbahn einige Leute kennen gelernt hatte, versuchte er es zunächst als Nachwuchstrainer unterzukommen. Da aber in Österreich die Nachwuchstrainer sehr schlecht bezahlt werden, konnte das keine Lösung auf Dauer sein. So begann er die Jobsuche von neuem. Durch seine Frau, die in der Wirtschaftskammer als Sekretärin arbeitete, bekam er ein Jobangebot als Chauffeur, welches er auch annahm.

Die Informationen dieser sportlichen und nachsportlichen Karriere erhielt ich in einem Interview mit Patrick Jovanovic. An dessen Laufbahn ist klar ersichtlich, dass nicht alle Profifußballer nach der Karriere ausgesorgt haben oder sie aus zahlreichen Jobangeboten wählen können. Sondern man darf sich nicht wie Patrick Jovanovic treffend gesagt hat „zu gut sein" und muss vielleicht auch anfänglich schlechter bezahlte Jobs annehmen, um sich dann auf der Karriereleiter hochzuarbeiten.

6.1.3. Karriereverlauf von Roman Matof und Karriereende durch Dropout

Da ich mich selbst als sogenannten Dropout, zumindest als Karriereunterbrecher bezeichnen kann, möchte ich meiner sportlichen Weg näher beschreiben, das heißt als Fallbespiel bringen.

Mein sportlicher Werdegang begann enorm früh, da ich als Jüngster von 4 Brüder schon im Kindergartenalter beim Fußballtraining der höheren Alterstufe mitmachte und auch beim Meisterschaftsbetrieb voll dabei war, da ich motorisch früh entwickelt war. Außerdem war ich damals der Liebling der Trainer und Mitspieler und hatte großen Spaß am Fußballspielen.

Mit 10 Jahren wurde ich von Rapid umworben und wechselte von der Vienna zu Rapid. Dort durchlief ich alle Nachwuchsstationen, war bei der Wienauswahl ständig dabei und spielte im U 15 Nationalteam. Ich kam bis zu den Rapidamateuren, nebenbei schaffte ich die Matura. Ab diesem Alter begannen mich neben leichteren Verletzungen auch permanente Halsschmerzen, die in einer Mandeloperation endeten , zu quälen. Zu allem Überdruß bekam ich das Pfeiffersche Drüßenfieber , das erst nach längerer Zeit erkannt wurde. Ich litt unter dauernder Müdigkeit und wusste lange nicht, warum ich nicht belastbar war. Der damalige Trainer konnte sich meine „Faulheit" auch nicht erklären und ließ mich links liegen. Nach zirka einem halben Jahr (nach dem Auskurieren der Krankheit) bekam ich wieder eine Chance bei der Amateurmannschaft dabei zu sein und nützte sie auch. Ich bekam ein Angebot von einer Profimannschaft und Rapid stimmte einem Wechsel zu. Nun wollte ich mich als Junge Spieler (20 Jahre) bei der Profis durchsetzen. Am Anfang musste ich mich erst auf das viel härtere Training einstellen, außerdem vermisste ich den freundschaftlichen Umgang der Spieler untereinander_ wir waren auf einmal nicht die berühmten 11 Freunde, sondern beinharte Konkurrenten um einem Platz in der Mannschaft. Außerdem betrug die tägliche Fahrtzeit zum Training nach Parndorf 2 Stunden, was zu Beginn sehr anstrengend war. Nebenbei studierte ich, oder wollte es tun. Ich war am Limit meiner körperlichen und seelischen Belastbarkeit. Als ich endlich nach 2 Monaten schaffte einen Stammplatz in der Mannschaft zu erobern, verletzte bei einem Cupmatch so schwer, dass ich ein halbes Jahr pausieren musste. Ich begann viel zu früh mit dem Training, dass heißt ich kurierte den Bänderriss nicht richtig aus und konnte danach nur unter Schmerzen trainieren und spielen. Trotzdem behielt mich die Vereinsführung für die nächste Saison und ich wollte meine Chance nützen. Als dann ein neuer Trainer kam, fand ich mich auf einmal in der U 23 Mannschaft, ohne wirkliche Chance in den Kader der Kampfmannschaft aufzusteigen.

Mein Ansprechpartner wurde immer mehr der Masseur der Mannschaft, mit dem Trainer gab es kaum Kontakt und ich beschloss endlich meine verschlampte Verletzung operieren zu lassen. Danach konnte ich 6 Wochen nur mit Krücken gehen und in dieser Zeit des in den Körper hineinhorchens und Nachdenkens beschloß ich, mit dem Fußballspielen zumindest vorübergehend aufzuhören. Obwohl ich einige Angebote von Vereinen hatte und weiterspielen könnte, entschied ich mich beim Studium weiterzubilden und eine physiotherapeutische Ausbildung zu beginnen.

So sehe ich die Gründe für das Scheitern bei meiner Profikarriere sehr vielseitig.

Einerseits ist mein Körper vielleicht für Höchstbelastung nicht geeignet. Die medizinische und psychologische Betreuung war schon in jungen Jahren sehr mangelhaft bis überhaupt nicht vorhanden und mental fehlte mir anscheinend auch das große Selbstbewusstsein, um mich gegen gleichwertige Konkurrenten in den Vordergrund zu stellen, das heißt meine vorhandenen Fähigkeiten ins rechte Licht zu rücken.

7.   Zusammenfassung

Ich habe in dieser Arbeit versucht die vielfältigen Faktoren zu zeigen, die Karrieren im Leistungssport ermöglichen. Auch für eine Beendigung von Karrieren im Leistungssport gibt es viele Gründe, die aufzulisten und zu erläutern ich versucht habe.

Als eine sehr wichtige Frage hat sich für mich dargestellt, wie Athleten mit der Zukunftsunsicherheit nach ihrer Karriere umgehen.

Abschließend habe ich noch Fallbeispiele von Leistungssportlern gebracht, die ihre Karriere beendet oder zumindest unterbrochen haben.

Wie aus meiner Arbeit ersichtlich ist, muss noch viel getan werden, um Athleten einen würdigen Abgang aus ihrer Zeit als Spitzensportler zu ermöglichen.

8. Literaturverzeichnis

Anders, G., Braun-Laufer, E., *Karriere von Mädchen und Frauen im Leistungssport* (1. Aufl.)

Sport und Buch Strauß

Brettschneider,W., Heim, Klimek.(1998) Heranwachsende im Hochleistungssport. *Leistungssport*, 4 (1) 34-39.

Brüggler, G. (1992). *Spitzensport und dann?* Wien: Universität

Hackfort, D., Emrich, E. & Papathanassiou, V. (1997). *Nachsportliche Karriereverläufe* (1. Aufl.).

Schorndorf: Hofmann.

Kattinger, S. (2006). *Leistungssport aus Leidenschaft.* Wien: Universität

Pfeifer, A. (2003). *Erleben und Bewältigen des Karriereendes ehemaliger*

Hochleistungssportler. Wien: Sportuniversität

Richartz, A. (2000). *Lebenswege von Leistungssportlern-Anforderungen und Bewältigungsprozesse der Adoleszenz.* Aachen: Meyer & Meyer

Schnabel, G. (1993). *Lexikon Sportwissenschaft.* Thieß: Berlin

Völp, A. (1990). *Arbeitsplatz Leistungssport. Sportliche Rahmenbedingungen im Urteil der*

Athleten. Frankfurt am Main: Lange.

Weber, M. (2003). *Familie und Leistungssport.* Schorndorf: Hofmann

Werthner, P. & Orlick, T. (1986). Retirement of experiences of successful Olympic athletes.

International Journal of Sport Psychology, 17 (5), 337-363.

Wippert, P.M (2002). *Karriereverlust und Krise.* Schorndorf: Hofmann

Wippert, P.-M. (2003). Karriereverlust: Führung und Bewältigung. *Leistungssport,* 33 (2), 16-19.